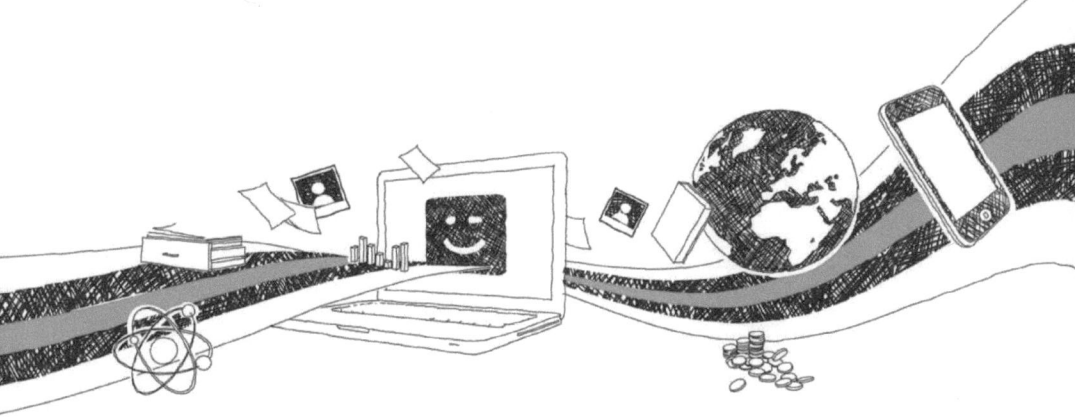
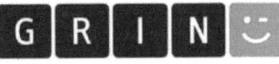

Jérôme Schwyzer

Zwischenverpflegung bei Jugendlichen

Das Essverhalten von Bezirks- und Realschülern und -schülerinnen im Vergleich

GRIN Verlag

Bibliografische Information der Deutschen Nationalbibliothek:

Die Deutsche Bibliothek verzeichnet diese Publikation in der Deutschen National-
bibliografie; detaillierte bibliografische Daten sind im Internet über http://dnb.d-
nb.de/ abrufbar.

Impressum:

Copyright © 2010 GRIN Verlag, Open Publishing GmbH
Druck und Bindung: Books on Demand GmbH, Norderstedt Germany
ISBN: 978-3-640-78565-0

Dieses Buch bei GRIN:

http://www.grin.com/de/e-book/163558/zwischenverpflegung-bei-jugendlichen

GRIN - Your knowledge has value

Der GRIN Verlag publiziert seit 1998 wissenschaftliche Arbeiten von Studenten, Hochschullehrern und anderen Akademikern als eBook und gedrucktes Buch. Die Verlagswebsite www.grin.com ist die ideale Plattform zur Veröffentlichung von Hausarbeiten, Abschlussarbeiten, wissenschaftlichen Aufsätzen, Dissertationen und Fachbüchern.

Besuchen Sie uns im Internet:

http://www.grin.com/

http://www.facebook.com/grincom

http://www.twitter.com/grin_com

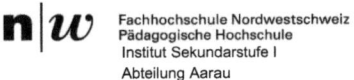

Fachhochschule Nordwestschweiz
Pädagogische Hochschule
Institut Sekundarstufe I
Abteilung Aarau

Zwischenverpflegung bei Jugendlichen

Das Essverhalten von Bezirks- und Realschülern

und -schülerinnen im Vergleich

Disziplinäre Vertiefungsarbeit von:
Jérôme Schwyzer

Eingereicht am 19.07.2010

Pädagogische Hochschule FHNW
Institut Sekundarstufe I, Abt. Aarau

Inhaltsverzeichnis

1 Einleitung und Beschrieb des Vorgehens

Die vorliegende Arbeit setzt sich damit auseinander, welchen Einfluss das Elternhaus auf das Essverhalten Jugendlicher hat. Aus der Leseforschung ist bekannt, dass der Bildungsstand der Eltern bzw. das intellektuelle Interesse im Allgemeinen und im Besonderen das Interesse an Lesetexten sich signifikant auswirkt auf die zu erwerbenden Lesekompetenzen der Schülerinnen und Schüler (Hurrelmann 2004, in Groeben/Hurrelmann, S. 169 f). Als angehender Deutsch- und Hauswirtschaftslehrer interessiere ich mich im Speziellen dafür, ob die Erkenntnisse der Leseforschung auch auf die Essgewohnheiten ausgeweitet werden können, konkret, ob sich Schüler und Schülerinnen höherer Niveauzüge in Bezug auf den Verzehr von Obst und Gemüse und die Zufuhr von Energie liefernden Nährstoffen günstiger ernähren.

Zur Überprüfung dieser These geht es in einem ersten sozialwissenschaftlichen Teil darum, abzuklären, welchen Einfluss das Elternhaus auf die Jugendlichen im Allgemeinen und speziell auf das Essverhalten haben kann. Es wird auf bereits durchgeführte Forschungen hingewiesen und mit der vorliegenden Arbeit in einen Zusammenhang gestellt.

In einem nächsten, ernährungs-wissenschaftlichen Teil wird auf die Notwendigkeit einer ausgewogenen Ernährung eingegangen und expliziert. Im Anschluss wird die Lebensmittelpyramide differenziert betrachtet und erklärt. Dieses theoretische Wissen bildet die Grundlage für den darauf folgenden Forschungsteil, dem eigentlichen Kernstück dieser Arbeit.

Es wird in einem weiteren Teil darum gehen, die oben aufgestellten Thesen mit einer Akzentuierung auf die Zwischenmahlzeiten zu prüfen. Hierzu wurde, als exemplarische Beispiele für Jugendliche mit tendenziell unterdurchschnittlich gebildeten Eltern, drei Realklassen ein Fragebogen zur Beantwortung unterbreitet (siehe Anhang). Als entsprechendes Gegenpendant wurden drei Bezirksschulklassen am selben Ort befragt. Auf das genaue Vorgehen und die Methode der Befragung wird im entsprechenden Kapitel näher eingegangen.

Im Anschluss werden die Resultate ausgewertet und anschliessend diskutiert. Es werden dabei ganz bewusst gewisse Akzente gesetzt, d. h. es werden diejenigen Fragen fokussiert, von welchen ich ausgehe, dass sie aussagekräftig und exemplarisch für die ganze Auswertung sind.

Im letzten Teil wird ein kurzes Fazit gezogen und es werden mögliche Forderungen für die Ernährungsbildung abgeleitet.

Die Arbeit wird mit einem persönlichen Schlusswort und einer Danksagung abgerundet.

2 Sozialwissenschaftlicher Teil: Begründung des Forschungsvorhabens

Aus der Leseforschung ist bekannt, dass der Bildungsstand bzw. die Lesekompetenz der Eltern einen erheblichen Einfluss auf die Lesequalität ihrer Kinder ausübt. Kinder, welche in bildungsfernen Elternhäusern aufwachsen, weisen eine erheblich geringere Lesekompetenz auf, als ihre Kollegen und Kolleginnen mit Eltern aus bildungsnahen Schichten (Hurrelmann 2004, in Groeben/Hurrelmann, S. 169-201).

Natürlich üben auch die Peer-Groups einen erheblichen Einfluss auf die Entwicklung der Jugendlichen aus (Rosebrock 2004, in Groeben/Hurrelmann, S. 250-279). Es muss jedoch betont werden, dass die Peer-Group-Zugehörigkeit der Jugendlichen in hohem Mass von der Schulklasse bzw. dem entsprechenden Niveauzug abhängt. Und gerade diese Einteilung hängt wieder stark vom Elternhaus ab, denn: Jugendliche aus bildungsfernen Elternhäusern besuchen überdurchschnittlich oft die Realschule, Jugendliche mit besser gebildeten Eltern überdurchschnittlich oft die Bezirksschule. Diese These wird in Kapitel 4 als erstes einer Prüfung unterzogen und zwar mit der im Bereich 3 des Fragebogens gestellten Frage nach Beruf von Vater und Mutter.

Eine empirische Studie, welche von der Bundeszentrale für gesundheitliche Aufklärung (nachstehend BZgA) im Jahr 2003 durchgeführt wurde und auf welche im Verlauf dieses Kapitels, vor allem aber im Diskussionsteil in Kapitel 5 näher eingegangen wird, skizziert ein interessantes gesellschaftliches Kernmodell:

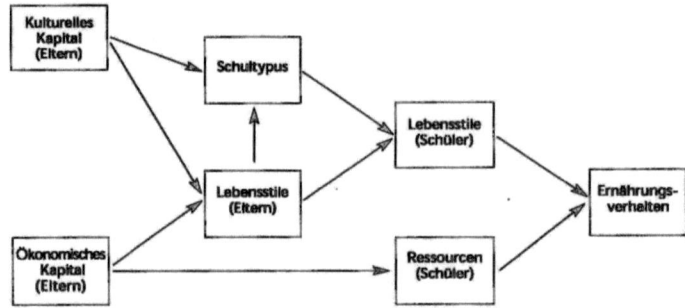

Abb. 1: Kernmodell für die Erklärung jugendlichen Essverhaltens

In dieser Grafik wird aufgezeigt, dass das kulturelle und ökonomische Kapital der Eltern einen erheblichen Einfluss auf die jugendlichen Lebensstile, vor allem auf den Schultypus und die Ressourcen der Schülerinnen und Schüler haben. Schlussendlich hat das elterliche Kapital einen Einfluss auf das Ernährungsverhalten der Jugendlichen – und um dieses geht es ja in dieser Studie in erster Linie.

Die Autoren der genannten Studie teilen die Gesellschaft in verschiedene Schemata ein. Dabei ziehen sie die Gliederung der zeitgenössischen Lebensstile von Schulze (1992) herbei, ergänzen dieses Modell aber mit weiteren Lebensstilen, um der heutigen Zeit und Gesellschaft gerecht zu werden: neben den von Schulze vertretenen Schemata Hochkulturschema und Trivialschema (BZgA 2003, S. 30), werden weitere Systeme eingeführt, welche versuchen, dem Wandel der Zeit gerecht zu werden. Nachstehende Tabelle zeigt diese Einteilung auf:

Schemata bei Schulze	Lebensstilschemata Eltern	Lebensstilschemata Jugendliche
Trivialschema	Trivialschema	–
Spannungsschema	Spannungsschema	Innerhäusliches Spannungsschema
–	–	Außerhäusliches Spannungsschema
Hochkulturschema	Hochkulturschema	Hochkulturschema
–	Sportschema	Sportschema
–	Heimwerkerschema	–
–	–	Fernsehschema

Tab. 1: Lebensstilschemata im Überblick

Für die genaue Beschreibung der Schemata wird auf die erwähnte Studie verwiesen. Was jedoch deutlich zu Tage tritt: eine Einteilung der Gesellschaft in starre Systeme ist schwierig und wird häufig der Realität nicht gerecht. Auch in der vorliegenden Arbeit wird nicht der Anspruch erhoben, die Familien in ein starres Schema einzuordnen. Gewisse Antworten der Schüler und Schülerinnen können aber Indikatoren sein dafür, welcher Lebensstil in einer Familie besonders ausgeprägt ist. Die BZgA 2003 hält fest, dass ein hochkulturorientierter und sportorientierter Lebensstil der Eltern sich günstig auf die Ernährung – gerade der Jugendlichen – auswirkt. Ein fernsehorientierter Lebensstil, sowie inner- wie ausserhäusliche Spannungsorientierungen haben einen negativen Einfluss auf die Ernährung (BZgA 2003, S. 73 f). Was die Folgen einer ungesunden Ernährung – gerade bei Kindern – anbelangt, ist allgemein bekannt (vgl. z. B. nutritio, Nr. 47, 1/03; S. 4 f).

Hierbei muss auch auf das Schema des Sinus Milieus (vgl. www.thchur.ch 2010) hingewiesen werden, welches eine gute Grundlage für die Einteilung der Gesellschaft in gewisse Gruppen bieten würde. In dieser Studie wird aber in erster Linie mit dem von der BZgA 2003 vorgeschlagenen Stufensystem gearbeitet. Dies einerseits, um die anschliessende Diskussion zu erleichtern und anderseits wären für eine korrekte Einteilung in das sehr differenzierte Sinus Milieu weitere detaillierte Fragen an die Eltern der Schüler nötig gewesen. Auf das Sinus Milieu wird im Diskussionsteil (Kapitel 5) nochmals genauer eingegangen.

Bei der vorliegenden Studie wird – gestützt auf die qualitativen Forschungser-kenntnisse der BZgA 2003 in Deutschland – von der These ausgegangen, dass sich Eltern von Bezirksschülerinnen und -schülern eher an einem Hochkultursche-ma orientieren, Eltern von Realschüler und -schülerinnen eher am Trivial- oder Spannungsschema (hier wird insbesondere auf das Kapitel 4.2.1 der BZgA-Studie verwiesen).

Wie in Abb. 1 aufgezeigt, spielt das ökonomische Kapital der Eltern eine zentrale Rolle. Die BZgA stellt in ihrem Bericht fest, dass Menschen mit höherer Bildung einen höheren Anteil des Einkommens für gesunde Lebensmittel ausgeben. (vgl. BzgA 2003) Wenn die These also stimmt, dass die Eltern von Realschülern- und schülerinnen einen tieferen Bildungsstand aufweisen, geht damit automatisch ein tieferes Einkommen einher und möglicherweise eine – aus ernährungs-wissen-schaftlicher Sicht – ungünstige, weil billige Ernährung. (vgl. TABULA, Nr. 1/März 2010; S. 4 f).

Ein weiterer Faktor, welcher das Essverhalten entscheidend mit beeinflusst, ist das Geschlecht. Auf diesen Umstand muss unbedingt hingewiesen werden. Kna-ben essen in der Regel ungesünder als ihre Kolleginnen, d. h. konkret: mehr Snacks, Süssgetränke und Fleisch, aber deutlich weniger Obst und Gemüse (vgl. BZgA 2003, S. 71). Was die Gründe für diese Divergenz betrifft, wird auf die Aus-führungen der BZgA (S. 68 f) verwiesen. Die Befragung wird deshalb in einem se-paraten Unterkapitel differenziert nach Geschlecht ausgewertet.

Ähnlich wie die Befragung der BZgA beschränkt sich auch diese Untersuchung bei der Auswertung auf wenige Indikatoren. Im Unterschied zur genannten Studie werden in der vorliegenden Arbeit die Zwischenmahlzeiten näher analysiert. Die Frage ist also: essen Bezirksschülerinnen und -schüler in den Pausen gesünder als ihre Kollegen und Kolleginnen der Realschule (in Bezug auf die Empfehlung „Fünf am Tag", Vollkornprodukte oder Snacks; Details siehe Kapitel 3). Teil 1 des Fragebogens (Essverhalten in der Familie) wird als wichtige Interpretationshilfe herbeigezogen.

Als Basis für die anschliessende Auswertung aus ernährungs-wissenschaftlicher Sicht gelten die Empfehlungen der Schweizerischen Gesellschaft für Ernährung (SGE) bzw. die Referenzwerte für die Nährstoffzufuhr, welche im nachfolgenden Kapitel näher betrachtet werden.

3 Ernährungswissenschaftlicher Teil: Referenzwerte und Lebensmittelpyramide

Der ernährungs-wissenschaftliche Teil konzentriert sich auf den hohen Stellenwert von Gemüse und Obst in der Ernährung (Schweizerischer Ernährungsbericht 2005, S. 897 f; nachstehend SEB) und auf die Referenzwerte der Energie liefernden Nährstoffe.

Dieses idealtypische Ernährungsbild, von welchem angenommen wird, dass sich Eltern mit höherer Bildung eher daran orientieren, dient im Anschluss als Grundlage für die Auswertung der Befragung.

3.1 Allgemeine Aussagen und Nährstoffzufuhr

Als erstes ist zu sagen, dass ein regelmässiger und und üppiger Verzehr von Obst und Gemüse jeder sinnvollen Ernährung zu Grunde liegt (Burgenstein 2002, S. 48). Gemüse sollte für jeden Menschen ein bedeutender Bestandteil für eine ausgewogene und gesundheitsfördernde Ernährung sein und nicht als Beilage behandelt werden. Mengenmässig sollte Gemüse den Hauptanteil einer Mahlzeit ausmachen (Kofranyi/Wirths 2008, S. 284). Gemüse und Obst haben nicht nur eine hohe Nährstoffdichte, sondern sie sind auch wichtige Wasserlieferanten, welche einen wesentlichen Anteil an den täglichen Wasserbedarf von rund zwei Litern pro Person (Kofranyi/Wirths 2008, S. 397) beitragen können. Vor allem aber beinhalten sie für den Stoffwechsel wichtige Vitamine und Mineralstoffe. Der Gesundheitswert von Gemüse und Obst beruht aber nicht zuletzt auch auf den zahlreichen sekundären Pflanzenstoffen (Details bei Leitzmann 2009, S. 113 f).

Neben dem hohen Stellenwert von Gemüse und Obst im Alltag, auf dessen Wichtigkeit nicht zuletzt das Projekt „Fünf am Tag" die Bevölkerung sensibilisieren möchte (SEB2005, S. 897 f), ist auch eine sinnvolle Relation der Hauptnährstoffe in den Mahlzeiten ein zentrales Element.

3.1.1 Referenzwerte zur Energiezufuhr

Als erstes ist festzuhalten, dass der Energiebedarf von Person zu Person stark variiert (Leitzmann et al 2009, Tab. 5.2, S. 16) und abhängig ist vom Alter, Geschlecht und vor allem auch vom PAL-Wert (Kofranyi/Wirths 2008, S. 72). Diesen individuellen Referenzwerten muss der Energiebedarf angepasst werden. Was die Zusammensetzung der Energielieferanten betrifft, gibt es jedoch Richtgrössen: neben der grossen Portion Obst oder Gemüse, welche rund die Hälfte einer Mahlzeit ausmachen sollte (siehe oben), sollte ein Menü aus über 55 % Kohlenhydraten, 30 % Fett und max. 15 % Proteinen bestehen (Schlieper 2008, S. 27). Was für

Hauptmahlzeiten gilt, sollte in gleichem Mass auch für Zwischenverpflegungen gelten.

In Bezug auf die Fette ist zu erwähnen, dass die einfach oder mehrfach ungesättigten Fettsäuren den gesättigten Fettsäuren vorzuziehen sind (vgl. Leitzmann 2009, S. 24 f). Für nähere Details und weitere Informationen zu dieser Thematik wird auf die „Referenzwerte für die Nährstoffzufuhr" (2001) verwiesen.

Es ist zu sagen, dass diese Vorgaben idealtypischer Natur sind und in der Realität von der Mehrheit der Schweizerischen Bevölkerung nicht exakt eingehalten werden (vgl. SEB 2005, S. 51 f). Bei Ernährungsempfehlungen sollte es aber in erster Linie nicht ums Moralisieren, sondern ums Sensibilisieren gehen bzw. auch um eine gesunde Selbstreflexion der Gesellschaft zum eigenen Essverhalten.

3.2   Die Lebensmittelpyramide

Die Lebensmittelpyramide (nachstehend LMP) ist eine von der Schweizerischen Gesellschaft für Ernährung (nachstehend SGE) und anderen propagierte Form der Ernährungsempfehlung für die Praxis. Vor allem im Hinblick auf die durchzuführende Studie scheint der Verweis auf die Lebensmittelpyramide als Grundlage für die Ernährung aus zweierlei Gründen sinnvoll: Erstens sollten sich Schüler und Schülerinnen möglichst an diese Vorgabe halten, ist diese Pyramide doch elementarer Bestandteil des hauswirtschaftlichen Unterrichts an Schweizer Schulen (vgl. TipTopf 2009, S. 376 f). Zweitens versprechen sich Ernährungswissenschaftler durch die visualisierende Form der Pyramide eine breite Öffentlichkeit damit anzusprechen und zu sensibilisieren (vgl. Leitzmann et al 2009, S. 165). Die Lebensmittelpyramide ist also nicht zuletzt an die Eltern der Jugendlichen gerichtet, welche wichtiger Bestandteil dieser Untersuchung sind.

3.2.1   Die blaue Gruppe

Nicht ohne Grund steht diese Gruppe zuunterst in der LMP und nimmt den grössten Platz ein. Der menschliche Körper besteht zu etwa 60 % aus Wasser. Wasser ist die Grundlage aller Körperflüssigkeiten, einschliesslich Blut, Urin, Lymphe und der Verdauungssäfte. Auch hängen alle Zellvorgänge und Organfunktionen von einer genügenden Wasserzufuhr ab (Burgenstein et al 2002, S. 57). Leitzmann (2009) nennt einen Flüssigkeitsbedarf von etwa 2.5 Litern für Erwachsene für angepasst. Dabei ist zu sagen, dass Flüssigkeit nicht nur in dieser blauen Gruppe aufgenommen wird, sondern vor allem auch in der grünen und teilweise in der braunen und roten Gruppe.

Gerade Zwischenverpflegungen mit genügend Wasser können dazu beitragen, dass der Wasserhaushalt ausgeglichen ist. Die Getränkewahl von Jugendlichen (z. B. Mineralwasser vs. Süssgetränke) ist ein interessantes Forschungsfeld, auf welches jedoch in vorliegender Arbeit nicht näher eingegangen wird.

3.2.2 Die grüne Gruppe

Eine äusserst wichtige Gruppe, vor allem auch im Hinblick auf die anschliessende Befragung, ist die grüne Lebensmittelgruppe, in welcher vor allem das Obst und Gemüse vertreten sind.

Hier sei besonders die Kampagne „Fünf am Tag" erwähnt, welche weltweit in mehr als 30 Ländern (in der Schweiz von der Krebsliga Schweiz, dem Bundesamt für Gesundheit (BAG) und der Gesundheitsförderung Schweiz) gestartet wurde (SEB 2005, S. 898). Dieses internationale Agendasetting zeigt die Notwendigkeit eines häufigen Früchte- und Obstverzehrs auf, von welchem man sich nicht zuletzt eine Krebs hemmende Wirkung erhofft.

Gerade Zwischenverpflegungen können einen wesentlichen Beitrag zum Errei-chen der Ziele der genannten Kampagne leisten. Das Hauptziel von „Fünf am Tag" ist nämlich, dass täglich fünf Portionen Früchte und Gemüse verzehrt wer-den: zwei Portionen Früchte und drei Portionen Gemüse (SEB 2005, S. 899). Ob diese Ziele von Jugendlichen erreicht werden können, liegt, insbesondere was das Gemüse betrifft zu einem grossen Teil an den Bestrebungen der Eltern.

Für die genauen Ziele und Bestrebungen der Kampagne wird auf den SEB (2005) und das BAG verwiesen. (vgl. www.bag.admin.ch)

3.2.3 Die braune Gruppe

In der braunen Gruppe sind in erster Linie die Kohlenhydrate vertreten, welche den grössten Anteil der täglichen Energiezufuhr ausmachen sollten (vgl. Kapitel 3.1.1). Kohlenhydrate sind die grundlegendsten Energielieferanten (Burgenstein 2002, S. 36) und für eine ausgewogene Ernährung unverzichtbar. Ein Gramm Kohlenhydrate liefert 4.1 kcal an den täglichen Energiebedarf (Kofranyi/Wirths 2008, S. 30).

Wichtig in dieser Gruppe ist eine differenzierte Betrachtung der einzelnen Produk-te. Hier spielt vor allem der Glykämische Index (nachstehend GI) eine zentrale Rolle, welcher die Blutglukose steigernde Wirkung nach dem Verzehr von verwert-baren Kohlenhydraten misst (Koranyi/Wirths 2008, S. 37 f). In Bezug auf den GI, aber auch hinsichtlich einer vorteilhaften Zusammensetzung (Mineralstoffe, Vit-amine, Faserstoffe), sind vollwertige Produkte (z. B. Vollkorngetreide) den weissen Produkten i. d. R. vorzuziehen. Im Sinne einer Salutogenese (vgl. Methefessel, in Ernährungs Umschau, 12/07, S. 404 f) soll diese Position aber nicht als eine mo-ralisierende verstanden werden, welche dafür plädiert, ausschliesslich Vollwertpro-dukte einzunehmen, sondern es soll eine gesunde Balance gefunden werden, so-dass sich der Konsument oder die Konsumentin vor allem auch wohl fühlt.

Gerade in Bezug auf die Zwischenverpflegungen Jugendlicher während den Schulpausen wäre aber ein höherer GI wünschenswert.

3.2.4 Die rote Gruppe

Die rote Gruppe besteht vorwiegend aus Produkten mit einem hohen Protein- und Fettanteil. Somit decken die Lebensmittel aus dieser Gruppe zusammen mit den Kohlenhydraten den Energiebedarf des Menschen weitgehend ab. Eine wichtige Unterteilung muss bei den Proteinen vorgenommen werden: man unterscheidet zwischen tierischen und pflanzlichen Eiweissen. Während in der Schweiz derzeit die Proteinversorgung vornehmlich durch den Verzehr von Fleisch, Milch und Milchprodukten gedeckt wird (SEB 2005, S. 55), lautet die Empfehlung der SGE, dass zwei Drittel der Proteine pflanzlicher Natur sein sollten (vgl. Referenzwerte für die Nährstoffzufuhr, 2001). Zwar sind tierische Proteine im Allgemeinen vollwertiger als pflanzliche, allerdings können pflanzliche Proteine so zusammengestellt werden, dass sie einander optimal ergänzen (Burgenstein 2002, S. 43 bzw. Tab. S. 64). Es ist ferner festzuhalten, dass die Ernährung Jugendlicher weit mehr Proteine beinhaltet als nötig wären (Burgenstein 2002, S. 43).

Was die Lipide (Fette) anbelangt, wäre eine sorgfältige Auswahl der Fettsäuren und ein massvoller Umgang wichtig. Das heisst, Fette sollten nicht übermässig konsumiert werden (ca. 30 % vom Energietagesbedarf) . Eine übermässige Zufuhr von Fetten kann sich gesundheitsschädigend auswirken (z. B. Cholesterin, Adipositas, u. w.).

Ein Gramm Fett liefert 9.3 kcal, ein Gramm Protein 5.5 kcal an den täglichen Energiebedarf (Kofranyi/Wirths 2008, S. 40 f).

3.2.5 Die gelbe und die rosa Gruppe

Produkte dieser beiden Gruppen sollten äusserst massvoll und zurückhaltend konsumiert werden, da sie sich vor allem durch einen hohen Fettanteil (Butter, Öle) oder eine hohe Kohlenhydratmenge auszeichnen. Der häufige Verzehr von Produkten aus der rosa Gruppe, kombiniert mit wenig Bewegung wirkt sich ungünstig auf die Gesundheit Jugendlicher aus (vgl. nutritio, Nr. 47, 1/03; S. 6 f).

In Bezug auf die Zwischenverpflegungen wird oft mit kleinen Mahlzeiten ein überproportional hoher Teil des Energiebedarfs (vor allem Fette und Zucker) in unerwünschtem Mass abgedeckt.

In diesem Bereich sind die Eltern in besonderer Weise gefordert, können diese doch – gerade im Oberstufenalter – das Essverhalten bei Zwischenmahlzeiten entscheidend in die eine oder andere Richtung lenken.

Basierend auf diesem Wissen werden nachfolgend die Befragungsresultate ausgewertet und anschliessend diskutiert. Danach wird ein Fazit gezogen und es werden allfällige Forderungen an die Ernährungsbildung in der Schweiz abgeleitet.

4 Forschender Teil: Bezirks- und Realschüler und -schülerinnen im Vergleich

Die nachstehende Befragung wurde an einer Schule im Kanton Aargau durchgeführt. Im Sinne einer Anonymisierung wird der Name der Schule nicht genannt, es ist aber zu erwähnen, dass es sich um eine eher ländliche Gegend in diesem eher traditionellen Kanton handelt. Dieser Fakt ist nicht unerheblich für die Interpretation.

Es wurden jeweils drei Realschul- und drei Bezirksschulklassen (jeweils eine 1. , 2. und 3. Klasse) die identischen Fragebögen zur Beantwortung vorgelegt (siehe Anhang).

Bei der Auswertung geht es in einem ersten Teil darum, die in Kapitel 2 aufgestellte These zu überprüfen, wonach Eltern von Realschülerinnen und -schülern in der Regel als weniger gebildet gelten müssen und in Bezug aufs ökonomische Kapital jenen Eltern der Bezirksschülern und -schülerinnen unterlegen sind.

In einem zweiten Teil werden die Ergebnisse zum Essverhalten ausgewertet: als erstes die Resultate des häuslichen Essverhaltens, danach die Ergebnisse bezüglich der Zwischenverpflegungen der Jugendlichen. Es wird jeweils ein Fokus auf bestimmte Gruppen gelegt.

Es ist festzuhalten, dass diese Befragung keinen Anspruch auf Repräsentativität erhebt.

4.1 Lebensstile und Orientierungen

Grundlage für die Prüfung der These, dass Eltern von Realschülern und -schülerinnen eher weniger gebildet sind als die Eltern von Bezirksschülerinnen und -schülern war der Bereich 3 des Fragebogens. Bei den Fragen wurde darauf geachtet, dass diese möglichst neutral gestellt waren, sodass sich – vor allem Schüler und Schülerinnen aus eher ärmeren Elternhäusern – nicht diskriminiert fühlten. Dabei wurde nach wesentlichen Indikatoren gefragt, welche Schlussfolgerungen zum jeweiligen Lebensstil der Eltern ermöglichen sollten: zum einen zum Beruf der Eltern und deren Muttersprache, zum andern standen die Fragen nach Zeitungsabonnementen und Wohneigentum im Zentrum. Bezüglich Zeitungsabonnementen liegt die Annahme zu Grunde, dass Eltern, welche eine Zeitung abonniert haben, im Grundsatz intellektuell interessierter sind, d. h. sich aktiv mit dem Weltgeschehen befassen. Die Frage nach dem Wohneigentum wird von der BzgA-Studie als ein wesentlicher Faktor für das ökonomische Kapital der Eltern herbeigezogen (BZgA 2003, S. 48). In einem weiteren Teil ging es um die Freizeitgestaltung der Jugendlichen. Die Schüler und Schülerinnen sollten ankreuzen, mit welchen Tätigkeiten sie ihre Freizeit am liebsten verbringen (siehe Fragebogen). Diese

Frage sollte vor allem über die verschiedenen Lebensstile der Jugendlichen Auskunft geben. Im Folgenden werden die Resultate mitgeteilt:

Es wurden insgesamt 61 Bezirksschüler (30 Mädchen und 31 Jungen) und 51 Realschüler (19 Mädchen und 32 Jungen) befragt.

4.1.1 Wohneigentum

90.2 % der Bezirksschuleltern besitzen ein Haus (55 von 61). Bei den Realschuleltern sind es nur 47.1 % (24 von 51).

4.1.2 Zeitungsabonnemente

Während 77.0 % der Bezirksschülerinnen und -schüler angeben, die Eltern hätten eine Zeitung abonniert (47 von 61), sind es bei den Realschüler und -schülerinnen lediglich 31.4 % (16 von 51).

4.1.3 Berufe der Eltern und Muttersprache

Was die Berufe der Eltern angeht, werden diese Resultate hier nicht im Detail ausgewiesen. Grundsätzlich kann festgehalten werden, dass die Eltern der Bezirksschüler i. d. R. „akademischer" sind und häufiger Tätigkeiten im tertiären Wirtschaftssektor ausüben. Auch die hohe Nennung von Hausfrauen bei den Bezirksschülern könnte ein Indiz dafür sein, dass der alleinige Lohn des Mannes für die Haushaltsführung ausreicht.

Was die Muttersprachen anbelangt, reden an der Bezirksschule 93.4 % (57 von 61) der Befragten zu Hause ausschliesslich Deutsch. Bei den Realschülern sind es mit 54.9 % nur gut die Hälfte (28 von 51).

4.1.4 Lebensgewohnheiten der Jugendlichen

Was die Lebensgewohnheiten der Jugendlichen betrifft, wird in der folgenden Auswertung eine Unterteilung in die passiven Aktivitäten TV und PC einerseits und in die Lebensformen Lesen, Musik und Sport vorgenommen. Von den drei letztgenannten Tätigkeiten versprechen sich die Autoren der BZgA-Studie (2003) im Gegensatz zu den erstgenannten ein gesundes bzw. gesünderes Essverhalten. Die Bereiche Konzert und Kino sind insofern interessant, als dass sie sich nicht global einem Schema zuordnen lassen. Aufgrund der sehr geringen Wahl dieser beiden Bereiche werden diese Nennungen hier vernachlässigt.

Während bei den Bereichen TV und PC mit 83 (Bez) und 73 (Real) beide Gruppen eine ähnliche hohe Anzahl Nennungen aufweisen (vor allem auch im Verhältnis zur Anzahl der befragten Personen), divergieren die Resultate in den Bereichen Lesen, Sport und Musik: so wird das Lesen in der Bezirksschule 35 Mal genannt, Sport und Musik kommen zusammen auf 43 Nennungen. Bei den Realschülerinnen und -schülern, geben lediglich 8 Personen an, in der Freizeit zu lesen, 13 Personen treiben Sport und lediglich eine Person hat mit „Rap" ein musikalisches Hobby angegeben.

4.2 Essverhalten in den Familien

Was das Essverhalten in den Familien anbelangt, wurden vier Fragegruppen ausgewertet. Dabei dienen die zwei Gruppen Obst/Gemüse/Salat und Vollkornprodukte als exemplarische Vertreter einer günstigen Ernährung, die weissen Mehlprodukte und süssen Desserts und Kuchen sind Beispiele für einen eher ungesunden Ernährungsstil. Bei der Auswertung wurden analog den möglichen Antworten Punkte von 0-5 verteilt (nie: 0 Punkte, mehrmals täglich: 5 Punkte). Aus diesen Punkten wurden die Mittelwerte ermittelt, welche an dieser Stelle präsentiert werden:

Als erstes kann festgehalten werden, dass bei den familiären Essgewohnheiten keine signifikanten Unterschiede zwischen den zwei Gruppen festgestellt werden können. Grundsätzlich ist der Verzehr von Obst und Früchten bei beiden Gruppen erfreulich hoch (Mittelwerte: Bez 4.08, Real 3.96). Auch was den Verzehr von weissen Getreideprodukten und Süssigkeiten anbelangt, sind die Resultate im Gesamten (bei den Weissprodukten zwischen 2 und 3, bei den Süssigkeiten zwischen 1 und 2; Details siehe Auswertung) nicht besorgniserregend. Der Verzehr von Vollwertprodukten hingegen liegt bei beiden Gruppen unter den gewünschten Referenzwerten (Mittelwerte Bez 2.49, Real 2.10)..

4.3 Zwischenmahlzeiten im Vergleich

Im Folgenden werden die Resultate zu den Zwischenverpflegungen kommentiert. Es ist dies der eigentliche Hauptteil der Befragung. Die Auswertung beinhaltet lediglich „Znünis" und „Zvieris", aber keine Mittagessen. Wie bei der oben erwähnten Auswertung (Kapitel 4.2) wurden vier Fragegruppen ausgewertet: Früchte und Vollkornprodukte sowie Chips und Süssigkeiten. Bei der Auswertung wurden jeweils analog dem Fragebogen 0-3 Punkte verteilt (nie: 0 Punkte, täglich: 3 Punkte). Da jedoch diese Auswertung alleine zu wenig aufschlussreich ist, wurden zwei weitere Zeilen mit individuellen Antworten der Schülerinnen und Schüler eingefügt.

Eine Zeile mit eigenen Nennungen von Zwischenverpflegungen, welche aufgrund der in Kapitel 3 erwähnten Referenzwerte als günstig angesehen werden. Namentlich sind dies „Farmer, Darvida, Joghurt, Dörrfrüchte und Knäckebrot" (eine positive Wahl wird mit einer „1" in der entsprechenden Spalte visualisiert).

Die andere Zeile fasst Nennungen von Zwischenverpflegungen zusammen, welche ernährungs-wissenschaftlich als ungünstig angesehen werden. Namentlich

„Einback-Brötchen, Weissbrot, Gipfeli und Schokolade" (eine negative Wahl wird mit einer „1" in der entsprechenden Spalte visualisiert).

Folgende grundsätzlichen Hauptaussagen werden gemacht:

- Ein grosser Teil der Real- (70,6 %) und Bezirksschüler und -schülerinnen (65,6 %) nehmen   Zwischenmahlzeiten ein

- Bei den Realschülern liegt der Anteil Jugendlicher, welche die Zwi schenverpflegung selber kaufen, massiv höher als bei ihren Kollegen (56,9 % vs. 26,2 %)

- Beide Gruppen nehmen die *erfragten* Zwischenmahlzeiten im Durchschnitt nie bis selten ein (Mittelwerte zwischen 0.13 und 1.15)

- Die Unterschiede bei den erfragten Gruppen sind nicht signifikant. Einzig bei den Früchten nehmen die Bezirksschüler und -schülerinnen in Pausen häufiger Früchte zu sich als ihre Kollegen und Kolleginnen von der Realschule (Mittelwert 1.15 vs. 0.81) – wenn auch auf tiefem Niveau

- Die Frage *„weitere Zwischenverpflegungen, welche du häufig zu dir nimmst"* gibt den grösseren Aufschluss über die Wahl der   Zwischenver pflegungen:

  - bei den Bezirksschülern geben 19 Personen bzw. 47,5 % aller Schüler und Schülerinnen, welche Zwischenmahlzeiten einnehmen, zusätzlich positive Zwischenverpflegungen an, lediglich 6 Schüler und Schülerinnen (15 %) eher negative; 37,5 % nennen keine eigenen Produkte

  - bei den Realschülern geben lediglich 3 Personen bzw. 8,3 % aller Schüler und Schülerinnen positive eigene Zwischenverpflegungen an, wogegen 12 Personen (33,4 %) negative Produkte nennen. Vor allem das Einback-Brötchen ist stark vertreten ; 58,3 % nennen keine eigenen Produkte

- Mädchen essen bei beiden Gruppen signifikant mehr Früchte und Vollkorn produkte als ihre männlichen Kollegen. Transparent ist dieses Resultat vor allem bei den Bezirksschulklassen, da dort die Befragten je zur Hälfte aus Mädchen und Jungen bestehen.

Im nächsten Kapitel werden die Resultate diskutiert und interpretiert

5 Diskussion und Interpretation

Als erstes ist festzuhalten, dass sich die These, wonach Eltern von Realschülerinnen und -schülern in der Tendenz eine geringere Bildung und ein geringeres intellektuelles Interesse haben, bestätigt hat. Dies wird aus den Resultaten (siehe Kapitel 4.1) klar ersichtlich. Gerade der grosse Unterschied bei den Zeitungsabonnementen, weist darauf hin, dass weniger gelesen und dem aktuellen Weltgeschehen wohl ein geringeres Interesse zugerechnet wird. Natürlich müsste diese Aussage weiter geprüft werden und z. B. auf den Konsum von Informationssendungen am TV oder Internet ausgeweitet werden. Ein erstes Indiz ist dieses Ergebnis aber allemal. Im gleichen Atemzug zu nennen sind die Resultate bzgl. Wohneigentum. So ist die Anzahl Eltern mit eigenem Haus in der Bezirksschule beträchtlich höher als an der Realschule. Dies weist auf die unterschiedlichen ökonomischen Ressourcen hin und somit auch auf die unterschiedlichen Bildungsstände hin. Ferner hat es an der Real – wie erwartet – einen signifikant höheren Anteil an Migranten-Jugendlichen.

Umso erstaunlicher ist deshalb das Resultat bzgl. der Essgewohnheiten zu Hause. Die vermutete These, dass sich eine tiefere Bildung negativ auf das innerhäusliche Ernährungsverhalten auswirkt, konnte nicht erhärtet werden – zumindest nicht an den vier exemplarisch herbeigezogenen Antworten. Zwar liegt der Obst- und Früchtekonsum bei den Schülerinnen und Schülern der Bezirksschule etwas höher, aber auch die befragten Realschüler und -schülerinnen geben in den meisten Fällen sehr hohe Werte an. Der gegen 4,0 tendierende Mittelwert macht dies deutlich. Negative Einzelbeispiele gibt es bei beiden Stufen in ähnlichem Mass. Dieses Resultat erstaunt umso mehr, als dass auch bei den jeweiligen Lebensstilen erhebliche Unterschiede ausgemacht werden können: obschon der PC und TV-Konsum bei beiden befragten Gruppen ähnlich hoch ist, verzeichnen bei den Bezirksschülern und -schülerinnen Lesen, Sport oder Musik ebenfalls hohe Nennungen. Es kann also festgehalten werden, dass an der Realschule das Hochkulturschema und das Sportschema viel schwächer vertreten ist, dass sich diese tiefere Vertretung (vgl. BZgA 2003, Kapitel 6) jedoch nicht negativ auf das innerhäusliche Ernährungsverhalten auszuwirken scheint. Dieses Resultat scheint den Befragungen der BZgA (Kapitel 4) zu widersprechen, welche eine klare Korrelation zwischen Lebensstilen und Ernährung ermittelt hat. Um die beiden Studien jedoch tatsächlich zu vergleichen, wären in der vorliegenden Arbeit noch weitere Befragungen und eine grössere Anzahl Befragter nötig. Auch müssten die Antworten noch differenzierter ausgeleuchtet werden, was aber den Rahmen dieser Arbeit sprengen würde.

Vor allem wäre es von Interesse, weitere Nachforschungen bzgl. sozialen Schichten vorzunehmen und zwar nicht nach dem Modell wie es die Autoren der BZgA-Studie vorschlagen, sondern nach dem differenzierteren Sinus Milieu:

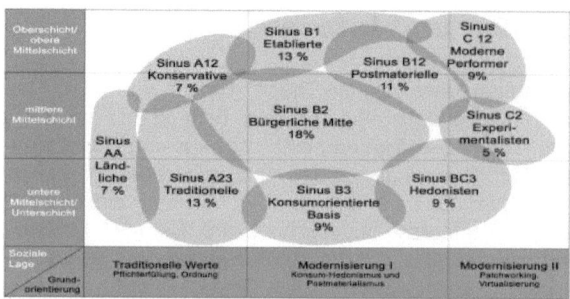

Abb. 2: Sinus Milieu

Eine Einteilung in dieses sehr differenzierte Schema würde den Realitäten an den Oberstufen wohl gerechter werden und gäbe mehr Spielraum, die Resultate zu interpretieren. Eine solch detaillierte Befragung der Schülerinnen und Schüler bzw. der Eltern war im Rahmen dieser Arbeit jedoch leider nicht möglich. Die Resultate scheinen aber nahe zu legen, dass an Realschulen die Eltern sich eher in der unteren Mittelschicht bewegen, wenn auch nicht alle mit derselben Grundorientierung.

Nach diesen Erkenntnissen ist das Resultat bei der Hauptfragestellung dieser Arbeit – den Zwischenmahlzeiten – umso erstaunlicher: Während das kulturelle und ökonomische Kapital der Eltern (vgl. Abb. 1, Kapitel 2) auf das häusliche Ernährungsverhalten keine Auswirkungen zu haben scheint, können Unterschiede bei den Zwischenmahlzeiten festgestellt werden.

Wie in Kapitel 3 erwähnt, essen die befragten Schüler und Schülerinnen die Produkte der erfragten Gruppen erstaunlich selten. Vor allem dass Früchte nicht besser abschneiden, erstaunt erst recht im Hinblick auf den hohen Stellenwert, den Früchte und Gemüse anscheinend bei den Eltern geniessen. Hier muss aber auch ich mir den Vorwurf gefallen lassen, mit meinen Fragen wohl zu weit weg vom Schulalltag gewesen zu sein. Als glücklich entpuppte sich deshalb die freie Linie am Ende der Frage, auf welcher die Befragten selber Mahlzeiten nennen konnten, welche sie „häufig" zu sich nehmen. Diese Antworten geben deshalb den besseren Aufschluss über die Zwischenverpflegungen.

Die Resultate scheinen die aufgestellte These zu stützen und die Resultate der BZgA zu bestätigen. Während Realschülerinnen und -schüler in erhöhtem Mass Produkte mit einem hohen Glykämischen Index und hohen Fettanteilen, wie „Einback-Brötchen" oder „Gipfeli" als Zwischenmahlzeiten angeben, nennen Bezirksschüler und -schülerinnen häufig Vollkornprodukte wie „Darvida" oder „Farmer"-Getreideriegel (detaillierte Resultate siehe Kapitel 4). Eine mögliche Erklärung könnte darin liegen, dass die Eltern der Bezirksschüler ihren Kindern vermehrt einen „Znüni" oder „Zvieri" einpacken, während die Realschüler und -schülerinnen in den meisten Fällen die Zwischenverpflegung selber einkaufen. Allein dieser Umstand liegt jedoch im Sozialen Umfeld begründet: so liegt der Anteil Hausfrauen an der Bezirksschule signifikant höher (siehe Auswertung) als an der Realschule, was bedeutet, dass dieser Elternteil sich ungeteilt häuslichen Pflichten und der Erziehung widmen kann. Im Gegensatz dazu gehen Mütter von Realschülerinnen und -schülern häufig einem Beruf nach, wohl um das tendenziell tiefe Einkommen des Mannes aufzubessern.

Wie es beim Leseverhalten erwiesen ist (vgl. Rosebrock 2004, in Groeben/Hurrelmann), könnte auch hier die Peer-Group einen erheblichen Einfluss auf das oben geschilderte Verhalten haben. Diese These müsste mit weiteren qualitativen Gesprächen untersucht werden und wäre sicher ein interessantes weiterführendes und diese Studie noch besser erklärendes Forschungsfeld.

Grundsätzlich sind die Resultate der Umfrage schwierig zu deuten. So haben sich die Resultate der BZgA-Studie bestätigt, wonach sich Mädchen gesünder ernähren als ihre männlichen Kollegen (BzgA 2003, S. 72). Da das Gender-Verhältnis der Befragten an der Realschule stark knabenlastig ist, kann davon ausgegangen werden, dass die Realklassen bei identischer Gender-Verteilung besser abgeschnitten hätten.

Aus ernährungs-wissenschaftlicher Sicht kann festgehalten werden, dass Früchte bei den Zwischenverpflegungen einen höheren Stellenwert haben müssen, will das erwähnte Ziel der „Fünf am Tag" denn auch erreicht werden. Während der Früchte- und Gemüseverzehr zu Hause wie erwähnt hoch ist, geben bei den Zwischenmahlzeiten lediglich drei Bezirksschülerinnen an, täglich eine Frucht zu essen. Dies ist ein erschreckend schlechter Wert.

Eine weitere – vor allem bei den Bezirksschulklassen – beliebte Zwischenmahlzeit sind Sandwiches. Hier wurde es aber leider im Fragebogen verpasst, differenzierter nach der Art des Sandwiches zu fragen, weshalb eine Auswertung schwierig ist. Während z. B. ein Vollkornsandwich mit wenig Butter oder Margarine und Käse positiv zu werten ist, sieht dies bei einem Weggli mit Salami und viel Butter anders aus.

Als letztes: Erstaunlich waren die sehr tiefen Werte für Pommes Chips und Süssigkeiten. Ob dies aber wirklich darin begründet liegt, dass Schülerinnen und Schüler tatsächlich wenig Süssigkeiten essen, darf bezweifelt werden. Viel wahrscheinlicher scheint es, dass auch hier die Frage etwas zu weit von der Wirklichkeit der Schüler und Schülerinnen gestellt wurde. Im Fragebogen wurden als Beispiele für Süssigkeiten „Mars", „M&Ms" oder „Gummibärchen" erwähnt. Wahrscheinlich sind diese drei Produkte nicht sehr beliebt, weshalb viele Schüler und Schülerinnen die Frage nach der Verzehrhäufigkeit mit „nie" oder „selten" beantwortet haben. Es darf aber angenommen werden, dass es Süssigkeiten gibt, welche regelmässiger verzehrt werden.

6 Fazit und Forderungen an die Ernährungsbildung

Als abschliessendes Fazit kann gesagt werden, dass die aufgestellten Thesen zwar teilweise erhärtet wurden, wenn auch bei weitem nicht im erwarteten Ausmass. Es sei an dieser Stelle vor allem auf viele positive Einzelbeispiele bei den Realschülerinnen und -schülern hingewiesen (hervorgehoben bei der Auswertung), aber auch auf Negativbeispiele bei Bezirksschülern und -schülerinnen.

Erfreulich ist, dass das innerhäusliche Ernährungsverhalten der beiden erfragten Niveaugruppen insbesondere, was der Obst- und Gemüseverzehr anbelangt auf hohem Niveau nahe beieinander liegt. Vor allem bei Familien mit tieferen finanziellen Ressourcen ist dies alles andere als selbstverständlich.

Was die Zwischenmahlzeiten angeht, scheinen sich die Realschüler und -schülerinnen jedoch tendenziell ungünstiger zu ernähren als ihre Kollegen der Bezirksschule. Dies könnte vor allem damit zusammenhängen, dass an der Realschule die Schüler und Schülerinnen in erhöhtem Mass die Zwischenverpflegungen selbst einkaufen, während bei den Bezirksschülern und -schülerinnen die Eltern häufiger dafür besorgt sind. Aus diesem Grund wäre eine zentrale Forderung an die Ernährungsbildung das Einführen bzw. Ausbauen von Pausenkiosken an den Oberstufen, wie es sie schon in diversen Schulen in verschiedenen Kantonen gibt. (vgl. z. B. www.gesundheitsdienste.bs.ch/projekte/pausenkiosk.htm).

Die Aufgabe solcher Kioske müsste es sein, gesunde Produkte zu moderaten Preisen anzubieten. Es müsste also für die Schülerinnen und Schüler, welche sich selbst mit Zwischenmahlzeiten eindecken ein Anreiz geschaffen werden, sich für gesündere, schuleigene Produkte zu entscheiden. Der Kiosk, welcher selbstverständlich von den Lernenden selbst geführt würde, müsste in den zwei grossen Pausen reichlich Früchte und gesunde Sandwiches anbieten. Aber auch beliebte Snacks wie Darvida oder Farmer sollten im Angebot vorhanden sein. Ferner dürfte auch die rosa Gruppe vertreten sein, wenn auch in moderater Form. Diese Produkte müssten teurer als die gesünderen Alternativen sein (was leider in vielen Lebensmittelgeschäften nicht der Fall ist).

Um die Preise von gesunden Produkten möglichst tief zu halten, wäre es eventuell nötig, dass dieses Projekt von der Schule subventioniert wird. Ein solches Vorhaben müsste in jedem Fall individuell besprochen und eventuell auch kombiniert werden mit weiteren Massnahmen, wie Elternabenden zum Thema Ernährung, Projektwochen oder Vorträgen von Fachpersonen.

Auf alle Fälle spielt hier der Hauswirtschaftsunterricht eine zentrale Rolle, welcher – nicht moralisierend – den Jugendlichen eine gesunde Ernährung schmackhaft machen sollte.

7 Persönliches Schlusswort und Danksagung

7.1 Lerngewinn

Mein Lerngewinn während des Prozesses, während welchem ich diese Arbeit schrieb, war beachtlich. So konnte ich in ernährungs-wissenschaftlichen Fragen mein Wissen festigen und anwenden. Des weiteren sind mir gewisse Lücken bewusst geworden, welche ich im kommenden Jahr noch schliessen möchte.

Der forschende Teil war sehr interessant, nicht zuletzt weil ich auf die Resultate der Umfrage sehr gespannt war. Leider war mein Fragebogen nicht immer nahe genug am Lebensalltag der Jugendlichen. Für eine nächste Umfrage würde ich das besagte Instrument kürzer aber gezielter gestalten.

Es wäre auch besser gewesen, zuerst einen detaillierteren Entwurf dieser Arbeit zu erstellen, bei welchem die Hauptfragestellungen und Thesen bereits explizit erwähnt gewesen wären und anschliessend den Fragebogen darauf abzustimmen. Aufgrund der Bereichsprüfungen konnte ich jedoch leider nicht früher mit dieser Arbeit beginnen und in Anbetracht der nahenden Sommerferien war es trotzdem wichtig, die Fragebögen schnellstmöglich den Schülerinnen und Schülern vorzulegen. Deshalb war das gewählte Vorgehen das einzig realistische, wenn auch nicht das optimalste.

Alles in allem hat mir das Schreiben dieser Arbeit aber Spass gemacht und eine weitere Auswertung der Fragebögen inkl. einer qualitativen Umfrage wäre interessant.

7.2 Dank

Mein Dank geht in erster Linie an die Schüler und Schülerinnen sowie die Klassenlehrer der Real- und Bezirksschulklassen, welche sich bereit erklärt haben, bei dieser Befragung mitzumachen. Insbesondere auch an Frau Ursi Streiff, welche die ganze Befragung vor Ort innert kürzester Frist organisiert hat.

Ferner gilt mein Dank meinem Freund Stefan Kirchhofer, welcher diese Arbeit in freundlicher Weise gegengelesen und auf allfällige Fehler überprüft hat.

8   Quellenverheichnis

8.1   Literaturverzeichnis

- Affolter, Ursula et al (18. Auflage, 2008): „TipTopf – Interkantonales Lehrmittel für den Hauswirtschaftsunterricht. schulverlag blmv AG, Bern

- Bundesamt für Gesundheit (2005): „Fünfter Schweizerischer Ernährungsbericht". Bundespublikationen, Bern

- Burgenstein, Dr. Lothar et al (10. Auflage, 2002): „Handbuch Nährstoffe". Karl F. Haug Verlag, Stuttgart;

- Deutsche Gesellschaft für Ernährung et al (1. Auflage, 2. korrigierter Nachdruck, 2001): „Referenzwerte für die Nährstoffzufuhr". Umschau Braus GmbH, Frankfurt am Main

- Deutsche Gesellschaft für Ernährung: „Ernährungs Umschau – Forschung und Praxis" (12/07; S. 704 f)

- Gerhards, Jürgen und Rössel, Jürg, im Auftrag der Bundeszentrale für gesundheitliche Aufklärung (BzGA, 2003): „Das Ernährungsverhalten Jugendlicher im Kontext ihrer Lebensstile – eine empirische Studie". Bundeszentrale für gesundheitliche Aufklärung BZgA, Köln

- Hurrelmann, Bettina (2004): Informelle Sozialisationsinstanz Familie. In: Groeben B. und Hurrelmann B. (Hrsg, 2004): „Lesesozialisation in der Mediengesellschaft – Ein Forschungsüberblick." Weinheim und München, Juventa

- Kofranyi, Ernst und Wirths Willi (12. Auflage, 2008): „Einführung in die Ernährungslehre." Neuer Umschau Buchverlag, Neustadt

- Leitzmann, Claus et al (3. Auflage, 2009): „Ernährung in Prävention und Therapie." Hippokrates Verlag, Stuttgart

- Nestlé Nutrition, Vevey: „nutritio – Das Ernährungsmagazin der Nestlé Schweiz" (Nr. 47, 1/03; S. 3 f)

- Rosebrock, Cornelia (2004): Informelle Sozialisationsinstanz Peer Group. In: Groeben B. und Hurrelmann B. (Hrsg, 2004): „Lesesozialisation in der Mediengesellschaft – Ein Forschungsüberblick." Weinheim und München, Juventa

- Schlieper, Cornelia A. (13. Auflage, 2008): „Ernährung heute". Dr. Felix Büchner Verlag, Hamburg

- Schweizerische Gesellschaft für Ernährung, Bern: „TABULA – Zeitschrift für Ernährung" (Nr. 1 / März 2010; S. 4-7)

- Theologische Hochschule Chur (Stand: 5. Juli 2010), Wolfgang Plöger: www.thchur.ch/ressourcen/download/20070620064546.pdf

8.2 Tabellenverzeichnis

Tab. 1
Gerhards, Jürgen und Rössel, Jürg, im Auftrag der Bundeszentrale für gesundheitliche Aufklärung (Bundeszentrale für gesundheitliche Aufklärung BZgA, Köln; 2003): „Das Ernährungsverhalten Jugendlicher im Kontext ihrer Lebensstile – eine empirische Studie" (S. 47)

Tab. 2-17
Schwyzer, Jérôme (2010): „Zwischenverpflegung bei Jugendlichen". Pädagogische Fachhochschule Nordwestschweiz, Aarau

8.3 Bildverzeichnis

Titelseite (Stand: 5. Juli 2010)
www.gesundheitsdienste.bs.chgp_transformer-1_07-11.jpg

Abb. 1
Gerhards, Jürgen und Rössel, Jürg, im Auftrag der Bundeszentrale für gesundheitliche Aufklärung (Bundeszentrale für gesundheitliche Aufklärung BZgA, Köln; 2003): „Das Ernährungsverhalten Jugendlicher im Kontext ihrer Lebensstile – eine empirische Studie" (S. 33)

Abb. 2 (Stand: 5. Juli 2010)
www.dioezese-linz.at/redaktion/data/presse/SinusMilieu_%C3%96sterr_SW_HP.jpg

9   Anhang

Fragebogen.

Fragebogen Essverhalten und Essgewohnheiten Jugendlicher
Autor: Jérôme Schwyzer

Information: Dieser Fragebogen dient ausschliesslich der Auswertung eines Forschnungsprojekts im Rahmen einer Facharbeit des Autoren an der Pädagogischen Fachhochschule. Die Antworten werden vertraulich und anonym behandelt. Die Fragen sollen wahrheitsgetreu ausgefüllt werden, es gibt keine richtigen oder falschen Antworten

Name: _____   Klasse: _____

Bereich 1, Essgewohnheiten in der Familie

Wer ist bei dir zu Hause hauptsächlich für die Zubereitung des Essens verantwortlich:

o Mutter   o Vater   o andere Person, wer: _____

Kreuze an, ob es folgende Gerichte bei dir zu Hause *mehrmals täglich, täglich, mehrmals pro Woche, höchstens einmal pro Woche, selten* oder *nie* gibt:

	mehrmals täglich	täglich	mehrmals pro Woche	einmal pro Woche	selten	nie
Essen						
Weissbrot/Gipfeli/Zopf	o	o	o	o	o	o
Salat	o	o	o	o	o	o
Obst und Früchte	o	o	o	o	o	o
Pizza	o	o	o	o	o	o
Teigwaren	o	o	o	o	o	o
weisser Reis	o	o	o	o	o	o
Gerichte mit Kartoffeln	o	o	o	o	o	o
Kuchen und süsse Desserts	o	o	o	o	o	o
Vollkornprodukte (dunkles Brot, braune Teigwaren)	o	o	o	o	o	o
Hülsenfrüchte (z. B. Linsen, Bohnen, Falafel)	o	o	o	o	o	o
Würste (Cervelats, Bratwürste)	o	o	o	o	o	o
Salzige Snacks (z. B. Pommes Chips, Salzsstängeli)	o	o	o	o	o	o

	mehrmals täglich	täglich	mehrmals pro Woche	einmal pro Woche	selten	nie
Stakes und Kotlettes	o	o	o	o	o	o
Poulet- und Trutenfleisch	o	o	o	o	o	o
Käse	o	o	o	o	o	o
auswärts Essen in einem Restaurant		o	o	o	o	o

wenn einmal pro Woche und häufiger: welche Art von Restaurants? _____

eventuell weitere Lebensmittel, welche du in deiner Familie häufig isst (mehrmals pro Woche):

_____   _____   _____   _____

Trinken

	mehrmals täglich	täglich	mehrmals pro Woche	einmal pro Woche	selten	nie
Mineralwasser	o	o	o	o	o	o
Hahnenwasser	o	o	o	o	o	o
Süssgetränke (z. B. Coca Cola, Eistee)	o	o	o	o	o	o
selbst angereicherter Sirup	o	o	o	o	o	o

eventuell weitere Getränke, welche du in deiner Familie häufig zu dir nimmst:

_____   _____   _____   _____

Bereich 2, Zwischenverpflegung

Znüni

Isst du in der Regel einen Znüni (z. B. 10 Uhr-Pause) oder einen Zvieri (z. B. 15 Uhr-Pause)?

o ja   o nein

wenn nein, bitte weiter zu Frage Mittagessen (nächste Seite)

wenn ja: geben dir deine Eltern eine Zwischenverpflegung mit oder kaufst du dir selber etwas?

o Eltern   o selber kaufen

Kreuze an, was du <u>in der Pause</u> isst:

Essen

	täglich	häufig	selten	nie
Eine Frucht (z. B. Apfel, Orange, Banane, etc.)	o	o	o	o
Pommes Chips	o	o	o	o
Sandwich mit Fleisch oder Käse	o	o	o	o
Ein Stück Vollkornbrot				
Süssigkeiten (z. B. Mars, M&Ms, Gummibärchen)	o	o	o	o

weitere Zwischenverpflegungen, welche du häufig in der Pause zu dir nimmst:

_____   _____   _____   _____

Trinken

	täglich	häufig	selten	nie
Mineralwasser oder Hahnenwasser	o	o	o	o
Süssgetränke (Coca Cola, Energy Drinks)	o	o	o	o
Milchgetränke	o	o	o	o

weitere Getränke, welche du häufig in der Pause zu dir nimmst:

_____   _____   _____   _____

Mittagessen

Isst du in der Regel zu Hause zu Mittag?   o ja   o nein

wenn ja, bitte weiter zu Bereich 3 (nächste Seite)

wenn nein, wo isst du zu Mittag (kreuze an):

	täglich	häufig	selten	nie
Auswärts				
Imbissstand (Kebap, Pizza, Hot Dog, Würste)	o	o	o	o
Restaurant (z. B. Migros-Restaurant, Kantine)	o	o	o	o
Ich kaufe z. B. im Coop einen Lunch ein	o	o	o	o

wenn häufig oder täglich, aus was besteht dein Einkauf in der Regel?

_____

_____

Von zu Hause

	täglich	häufig	selten	nie
Ich nehme von zu Hause einen Lunch mit	o	o	o	o

wenn häufig oder täglich: wer stellt dir diesen Lunch zusammen?

o Mutter oder Vater   o ich selber

Aus was besteht dein Lunch?

_____

_____

Bereich 3, allgemeine Angaben zu deiner Person

Welches ist deine Muttersprache: _____

Welchen Beruf übt dein Vater aus: _____

Welchen Beruf übt deine Mutter aus: _____

Habt ihr zu Hause eine Zeitung abonniert?   o ja, welche: _____   o nein

Wir leben in   o einer Wohnung   o einem Haus

Wie verbringst du deine Freizeit am liebsten:
(bitte entsprechendes ankreuzen und unten notieren, welche Art von Filmen, TV-Programmen, PC-Programmen, Konzerten, Büchern, etc. / du kannst auch mehrere Antworten ankreuzen)

o Kino   o vor dem TV   o Lesen

_____   _____   _____

_____   _____   _____

o am PC   o Konzerte   o anderes

_____   _____   _____

_____   _____   _____

Vielen herzlichen Dank für deine Hilfe und alles Gute!

Jérôme Schwyzer